DÉPARTEMENT DE LA LOIRE-INFÉRIEURE.

SERVICE MÉDICAL GRATUIT

Pour les Indigents des Campagnes

FORMULAIRE

ET TARIF

DES MÉDICAMENTS.

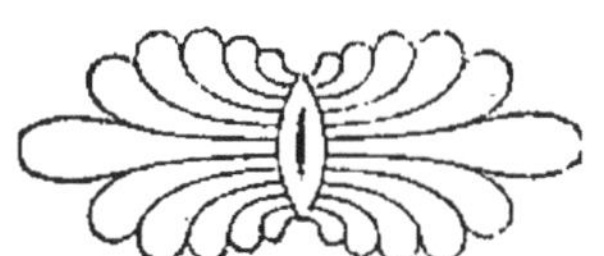

NANTES,

Imprimerie de Mme ve Camille Mellinet, place du Pilori.

1856.

DÉPARTEMENT DE LA LOIRE-INFÉRIEURE.

SERVICE MÉDICAL GRATUIT

Pour les Indigents des Campagnes

FORMULAIRE

ET TARIF

DES MÉDICAMENTS.

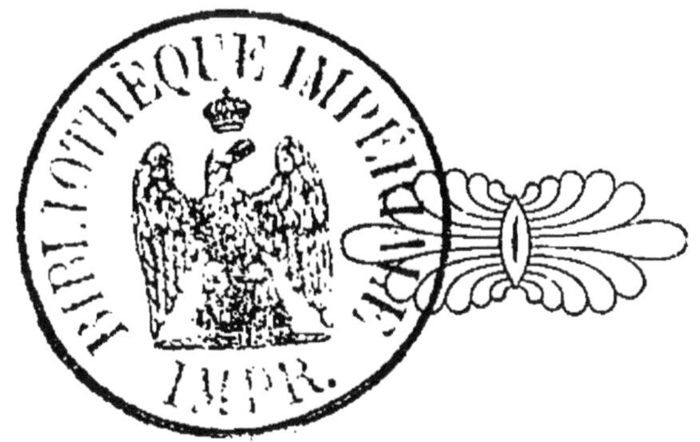

NANTES,

Imprimerie de Mme ve Camille Mellinet, place du Pilori.

1856.

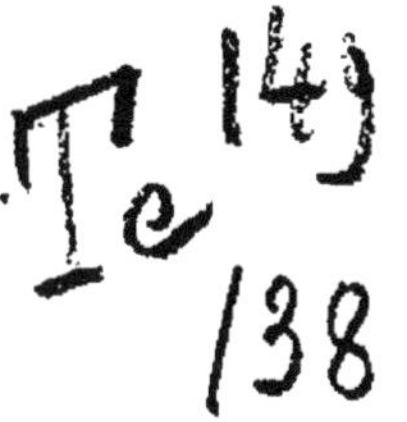

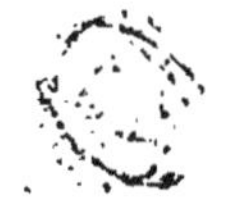

SERVICE MÉDICAL GRATUIT

Pour les Indigents des Campagnes.

RÈGLEMENT.

Arrêté du 20 Octobre 1855.

CHAPITRE Ier.

Des attributions des Médecins.

Art. 1.

Les Médecins désignés par l'Administration sont chargés :

1° Du traitement des malades indigents ;

2° De la surveillance des enfants trouvés, abandonnés, des orphelins pauvres, ainsi que des vieillards ou infirmes placés chez les particuliers au compte du département ;

3° De l'inspection de l'hygiène publique.

Ces attributions s'étendent à toutes les communes de la circonscription médicale qui leur est confiée ; excepté, toutefois, en ce qui concerne le traitement des malades indigents, dont ils ne seront pas chargés dans les communes pourvues d'établissements charitables, ni dans celles qui refuseraient de concourir, pour une part quelconque, aux dépenses de la présente institution.

CHAPITRE II.

De la confection des listes des indigents.

Art. 2.

Au mois d'octobre de chaque année, le Bureau de Bienfaisance, et, dans les communes où il n'en existe pas, une Commission communale, dressera la liste des indigents auxquels le traitement gratuit pourra être accordé.

Les inscriptions seront individuelles.

Art. 3.

La Commission communale sera composée:

Du Maire, Président;

Du Curé ou Desservant;

Du Médecin de la circonscription;

<table><tr><td>Du membre du Conseil général ou d'arrondissement;
Du Juge de Paix;
Du Percepteur;</td><td>Pour les communes où ils ont leurs résidences respectives.</td></tr></table>

Des personnes que l'Autorité supérieure jugera convenable d'y adjoindre.

Le Secrétaire de la Mairie remplira les fonctions de Secrétaire de la Commission.

ART. 4.

La liste une fois dressée sera soumise au Conseil municipal dans sa session ordinaire de novembre. Un double en sera remis avant le 31 décembre au Médecin de la circonscription.

Les additions qui pourront être faites à cette liste dans le courant de l'année, seront soumises au Conseil municipal dans sa plus prochaine session.

En cas de difficultés ou de réclamations sur la composition de la liste, le Préfet statuera sur le rapport du Sous-Préfet.

Les individus portés sur la liste des indigents, par la Commission, seront provisoirement admis au traitement gratuit, jusqu'à la délibération du Conseil municipal.

CHAPITRE III.

Du traitement des malades indigents.

ART. 5.

Une carte nominale d'admission au traitement médical gratuit, signée par le Maire et conforme au modèle ci-après (n° 1), sera délivrée tous les ans à chaque indigent porté sur la liste.

Elle lui sera remise par les soins du Maire.

Art. 6.

Les médecins traiteront à domicile, sur la demande du Maire, ou, à son défaut, d'un membre du Bureau de Bienfaisance ou de la Commission communale, les malades indigents compris sur la liste, qui ne pourraient se déplacer sans inconvénient.

Dans les cas urgents, ils pourront être appelés directement par le malade ou par sa famille, sans autre formalité que la représentation de la carte d'admission. L'abus de ces appels à domicile donnera lieu à la radiation de la liste des indigents, de ceux qui s'en seront rendus coupables.

Art. 7.

Indépendamment des soins que pourront accidentellement réclamer d'eux les malades indigents de leur circonscription, les médecins donneront, au moins une fois par semaine, des consultations gratuites.

Le lieu, le jour et l'heure de ces consultations seront, à l'avance, indiqués aux Maires de la circonscription, et resteront invariables.

ART. 8.

Dans le cas où, pour le traitement d'une maladie grave ou pour une opération chirurgicale à pratiquer, l'adjonction d'un autre médecin serait nécessaire, le choix tombera, autant que possible, sur l'un des médecins chargés d'une circonscription médicale.

ART. 9.

Les médecins seront spécialement chargés de délivrer aux malades indigents auxquels l'usage des eaux thermales serait nécessaire, le certificat exigé par les instructions pour obtenir, sur le crédit ouvert à cet effet au budget départemental, les secours dont ils auraient besoin pour subvenir aux frais de leur séjour aux eaux.

ART. 10.

Les médicaments nécessaires aux malades indigents seront fournis par un pharmacien, domicilié dans la circonscription, sur une ordonnance délivrée par le médecin. S'il n'existe pas d'officine dans la circonscription, ou si cette officine est distante de plus de quatre kilomètres du domicile du malade, le médecin les délivrera lui-même. Les prescriptions seront conformes, autant que possible, au formulaire adopté pour le Bureau de Bienfaisance de Nantes.

ART. 11.

Ces médicaments seront payés d'après un tarif uniforme qui sera arrêté ultérieurement par une Commission spéciale et proposé à l'acceptation des médecins et pharmaciens intéressés.

ART. 12.

Le paiement aura lieu sur la production des mémoires transmis, tous les six mois, au Sous-Préfet. Ces mémoires, conformes au modèle (n° 2), seront fournis en double expédition, dont une sur papier timbré de 0 fr. 35 c.

Les ordonnances des médecins portant en titre « *service médical gratuit* » seront produites à l'appui des mémoires des pharmaciens, lesquels seront vérifiés et visés par le Jury médical du département.

Art. 13.

Dans le cas où un malade ne pourrait, soit dans le cours de sa maladie, soit pendant sa convalescence, se procurer les objets alimentaires reclamés par son état, une note indicative de ces objets sera transmise par le médecin au Bureau de Bienfaisance ou au Curé, à l'effet de les obtenir, soit sur les ressources de ce Bureau, soit de la charité publique.

Art. 14.

Il pourra être établi, dans toutes les communes de la circonscription, ou, à défaut, dans la commune centrale, un mobilier médical pour le service des malades indigents, conformément au tableau qui sera dressé ultérieurement à cet égard.

Ce mobilier sera placé sous la surveillance du Maire.

Les objets qui en feront partie ne pourront être délivrés que sur une autorisation spéciale et par écrit du médecin. Ils devront, aussitôt après la maladie, être exactement rapportés au dépôt.

En cas de négligence à cet égard, les dépositaires s'entendront avec l'autorité locale pour les faire rentrer.

L'entretien du mobilier et notamment le blanchissage et le raccommodage du linge sera, sauf les subventions qui pourront être accordées sur les fonds départementaux, à la charge des communes de la circonscription, qui devront y concourir au prorata du nombre de leurs indigents.

CHAPITRE IV.

De la surveillance des enfants trouvés, des vieillards et des infirmes placés chez les particuliers au compte du Gouvernement.

Art. 15.

Les médecins seront chargés de la surveillance morale et physique des enfants trouvés et abandonnés, ainsi que des infirmes et des vieillards placés chez les particuliers au compte du département dans leur circonscription.

Ils recevront, sur cette partie de leur service, des instructions spéciales de l'Inspecteur départemental des établissements de bienfaisance, qui leur donnera également, par l'intermédiaire du Sous-Préfet, avis de toutes les mutations au fur et à mesure qu'elles auront lieu.

Art. 16.

Ils délivreront aux personnes qui désireraient être nourrices ou gardiennes d'enfants trouvés, un certificat constatant leur aptitude à cet égard.

CHAPITRE V.

De l'hygiène publique.

Art. 17.

Les médecins seront, en outre, chargés de veiller à tout ce qui concerne la salubrité publique. En conséquence, ils signaleront tant aux autorités locales qu'au Sous-Préfet de leur arrondissement, toutes les causes d'insalubrité qu'ils auront constatées lors de leurs tournées et visites, en indiquant les moyens de remédier aux inconvénients qui peuvent en résulter. Ils visiteront spécialement les écoles communales, afin de s'assurer de l'état sanitaire des enfants qui les fréquentent.

Art. 18.

Dès qu'une épidémie se manifestera dans une commune, le médecin de la circonscription s'y transportera immédiatement. Il en donnera avis au Sous-Préfet de l'arrondissement et au médecin des épidémies, et provoquera, auprès de l'autorité compétente, toutes les mesures exigées par les circonstances.

CHAPITRE VI.

Des Sages-Femmes.

Art. 19.

Il est alloué aux sages-femmes une indemnité pour chaque accouchement de femme indigente, reconnue telle par la commission communale. Cette indemnité sera de 3 fr. dans la commune du domicile de la sage-femme, et de 4 fr. hors de la commune qu'elle habite.

Pourront être appelées, et seront rétribuées sur les fonds du service médical gratuit, toutes les sages-femmes exerçant en vertu d'un titre régulier. *Aucun choix parmi elles n'est imposé par l'administration.*

Art. 20.

En cas daccouchement l'aborieux, elle seront tenues d'avoir recours au médecin de la circonscription.

ART. 21.

Chaque accouchement sera constaté par un certificat du Maire du domicile de l'accouchée, indiquant les nom, prénoms et domicile de celle-ci, et la date de son accouchement, ainsi que les nom, prénoms et domicile de la sage-femme, et attestant, en outre, que l'accouchée est portée sur la liste dressée pour le service médical gratuit.

Ce certificat sera remis à la sage-femme, qui le transmettra, comme pièce justificative de sa demande de paiement, et par l'intermédiaire du Maire de la résidence, à la Sous-Préfecture de l'arrondissement, dans le 1er mois de chaque trimestre.

ART. 21.

Des modèles de ces certificats seront déposés à la Préfecture et dans les Sous-Préfectures, et expédiés à MM. les Maires sur leur demande.

CHAPITRE VII.

Dispositions générales.

ART. 22.

En cas d'absence ou d'empêchement, les

médecins chargés du service désigneront ceux de leurs confrères qui doivent les remplacer. Ils les feront agréer par le Sous-Préfet, qui en donnera avis aux Maires des communes intéressées.

ART. 23.

Dans le premier mois de chaque année, ils adresseront au Préfet, par l'intermédiaire du Sous-Préfet, des rapports et tableaux statistiques conformes aux modèles (nos 3, 4 et 5), constatant les résultats obtenus pendant l'année précédente, dans les différentes branches de leur service.

ART. 24.

Les médecins chargés du service des indigents correspondront, par l'intermédiaire des Maires de leur résidence, avec le Sous-Préfet, pour tout ce qui concerne leur service. L'Inspecteur départemental des Etablissements de Bienfaisance sera chargé de la surveillance administrative de la partie de leurs attributions relative aux enfants trouvés, abandonnés, aux vieillards et infirmes.

ART. 25.

Ils recevront une indemnité annuelle fixée

par le Préfet, et proportionnée à l'étendue de leur circonscription, au nombre des indigents, des enfants trouvés, abandonnés et orphelins pauvres, ainsi que des vieillards et infirmes placés au compte du département. Cette indemnité sera payable par semestre.

ART. 26.

Des primes seront, en outre, allouées chaque année, dans les limites des ressources spéciales du service médical gratuit, aux médecins qui auront soigné, en cas d'épidémie ou pour tout autre motif, un très-grand nombre de malades.

ART. 27.

Ces primes seront prélevées sur les fonds provenant : 1° d'une subvention du Gouvernement ; 2° des cotisations des Conseils municipaux et des Bureaux de Bienfaisance.

Ces fonds seront centralisés.

ART. 28.

Pourront être affectés à des besoins locaux, suivant le désir des donateurs :

1° Les souscriptions des particuliers faites

en vue d'une ou de plusieurs circonscriptions médicales désignées par eux;

2° Les dons en nature pour la formation d'un mobilier médical.

Art. 29.

Les cotisations pour abonnement, qui pourraient être prélevées dans le but d'assurer le bénéfice du service médical aux cantonniers, douaniers, etc., seront réparties entre les médecins, en raison du personnel confié à leurs soins.

Fait et arrêté à Nantes, le 20 octobre 1855.

Le Préfet de la Loire-Inférieure,

Henri CHEVREAU.

DÉPARTEMENT de la LOIRE-INFÉRIEURE.

SERVICE MÉDICAL DES INDIGENTS DES CAMPAGNES.

Modèle n° 1er. (Règlement du 20 octobre 1855. Art. 3.)

Carte individuelle d'admission au service Médical gratuit

COMMUNE D

MÉDECIN DE LA CIRCONSCRIPTION

M.

demeurant à

Nom et prénoms :
Profession :
Demeure :

Consultations gratuites. { Lieu :
Jour :
Heure :

Le Maire,

DÉPARTEMENT DE LA LOIRE-INFÉRIEURE.

ARRONDISSEMENT d

SERVICE MÉDICAL DES INDIGENTS DES CAMPAGNES.

CIRCONSCRIPTION D

Modèle n° 2. (Règlement du 20 octobre 1855. Art. 12.)

MÉMOIRE des Médicaments fournis par
pendant le semestre 185 .

DATE des FOURNITURES.	NOMS et DOMICILES DES MALADES.	DÉSIGNATION DES MÉDICAMENTS.	PRIX.	RÈGLEMENT du JURY MÉDICAL.

Certifié véritable.
Signature du fournisseur.

Vérifié et réglé le présent Mémoire à la somme de
Nantes, le

Vu et arrêté à la somme de
Nantes, le

Le Préfet de la Loire-Inférieure,

DÉPARTEMENT DE LA LOIRE-INFÉRIEURE.

ARRONDISSEMENT d

SERVICE MÉDICAL DES INDIGENTS DES CAMPAGNES.

CIRCONSCRIPTION D

Traitement des Malades indigents. — Vaccine. — Hygiène publique.

Modèle n° 3. (Règlement du 20 octobre 1855. Art. 23.)

Rapport fourni pour l'année 185 , par M.
Médecin de la circonscription de

NOMS des COMMUNES.	TRAITEMENT DES MALADES INDIGENTS. NOMBRE d'indigents portés sur la liste.	de malades.	de visites faites à domicile dans chaque commune.	de consultations au domicile du médecin.	OBSERVATIONS PARTICULIÈRES. Indiquer si le service est convenablement organisé dans la commune ; si la liste des indigents a été dressée ; si, dans l'intervalle des visites, les malades reçoivent des soins, soit de la charité publique, soit de la charité privée.	HYGIÈNE PUBLIQUE. Signaler les causes d'insalubrité, les infractions aux lois sanitaires, en indiquant les moyens de remédier aux inconvénients qui peuvent en résulter. (Voir l'art. 30 du Règlement, et traiter tous les objets y énoncés, tant dans cette colonne que dans les rapports d'ensemble d'autre part.)	L'école communale a-t-elle été visitée ?	Résultats de cette visite.	Observations générales.
1	2	3	4	5	6	7	8	9	10

DÉPARTEMENT DE LA LOIRE-INFÉRIEURE.

ARRONDISSEMENT d

SERVICE MÉDICAL DES INDIGENTS DES CAMPAGNES.

Circonscription d

ENFANTS TROUVÉS.

Rapport fourni pour l'année 185 , par M.
Médecin de la circonscription de

Modèle n° 4.
Règlement du 29 oct. 1855.
Art. 22.

NUMÉRO d'ordre.	NUMÉRO du collier.	NOMS ET PRÉNOMS des Enfants.	Age.	Noms des Nourriciers ou des Nourrices.	Domicile des Nourriciers et des Nourrices.	Leurs professions.	INDIQUER S'ils sont mariés.	INDIQUER Le nombre de leurs propres enfants.	INDIQUER Le degré d'aisance dont ils jouissent.	DATES DES VISITES prescrites par l'Art. 9 du Règlement.	INDIQUER Si l'enfant est muni de son collier.	INDIQUER S'il est porteur des vêtements fournis par l'hospice.	INDIQUER Si le livret est entre les mains de la Nourrice.	INDIQUER S'il va à l'école.	INDIQUER S'il va au catéchisme.	INDIQUER A quoi on l'emploie.	[illegible] Constater la moralité des nourriciers et quels soins ils ont des enfants qui leur sont confiés, l'attachement qu'ils leur montrent, si les enfants les aiment, etc.	OBSERVATIONS. NOTA. Dans cette colonne, outre les observations diverses que le médecin jugera utile d'y consigner, il devra proposer les mesures qu'il croit nécessaires de prendre à l'égard de chaque enfant. Dans les cas graves, un rapport spécial devra être fourni.
1	2	3	4	5	6	7	8	9	10	11	12	13	14	15	16	17	18	19

DÉPARTEMENT DE LA LOIRE-INFÉRIEURE.

ARRONDISSEMENT d

SERVICE MÉDICAL DES INDIGENTS DES CAMPAGNES.

Circonscription d

VIEILLARDS ET INFIRMES
placés chez les particuliers au compte du département.

Rapport fourni pour l'année 185 , par M.
Médecin de la circonscription de

Modèle n° 5.
(Règlement du 29 octobre 1855. Art. 23.

Numéros d'ordre.	NOMS ET PRÉNOMS des vieillards ou incurables.	COMMUNES où ils sont placés.	DATE du placement.	NATURE DE LA MALADIE ou de l'infirmité.	NOMS ET PRÉNOMS des personnes chez lesquelles les pensionnaires sont placés.	Indication du village, du hameau ou de la ferme qu'elles habitent.	DATES DES VISITES prescrites par l'article 9 du règlement.	INDIQUER La moralité et l'état de fortune de la famille à laquelle le pensionnaire est confié.	INDIQUER S'il l'habitation présente les conditions d'[illegible] et de salubrité convenables.	INDIQUER Si le pensionnaire est entouré de tous les soins nécessaires.	INDIQUER Si, depuis le placement, l'état de maladie ou d'infirmité s'est modifié.	INDIQUER S'il y a lieu ou non de maintenir le placement.	OBSERVATIONS
1	2	3	4	5	6	7	8	9	10	11	12	13	14

ARRÊTÉ

INSTITUANT LA COMMISSION CHARGÉE DE PRÉPARER

LE TARIF UNIFORME DES MÉDICAMENTS

Destinés aux Malades Indigents.

NOUS, PRÉFET DE LA LOIRE-INFÉRIEURE, Commandeur de l'Ordre Impérial de la Légion-d'Honneur,

Vu notre arrêté du 20 octobre 1855, concernant le Service médical des indigents dans les campagnes;

Arrêtons :

ART. 1.

Sont nommés membres de la Commission

spéciale chargée, aux termes de l'art. 11 de notre arrêté sus-visé du 20 octobre, de préparer le Tarif uniforme des médicaments destinés aux malades indigents, MM. Aubinais, Hélie, Saillant, Boissier, Barbin et Moride, membres du Jury médical du département; Marcé, docteur-médecin, membre du Bureau de Bienfaisance, de la Section de Médecine de la Société Académique et du Conseil municipal de Nantes; Bonamy, médecin des épidémies de l'arrondissement de Nantes, président de la Société Acédémique; Anizon, docteur-médecin, membre de la Section de Médecine de la Société Académique; Bacqua, membre du Conseil général; Herbelin, membre du Conseil d'arrondissement; et Pincet, pharmacien, membre de la Section de Médecine de la Société Académique.

ART. 2.

M. le Secrétaire général est chargé de l'exécution du présent arrêté, qui sera notifié, par ses soins, à chacune des personnes désignées dans l'article précédent.

Il présidera la Commission.

Fait et arrêté à Nantes, le 16 novembre 1855.

Le Préfet de la Loire-Inférieure,

Signé Henri CHEVREAU.

RAPPORT

DE LA SOUS-COMMISSION.

Dans une première séance, tenue le 10 *décembre* 1855, *à l'Hôtel de la Préfecture, sous la présidence de M. le baron* de Girardot, *Secrétaire général, la Commission spéciale a chargé de la rédaction du Tarif une Sous-Commission composée de MM.* Anizon, *D.-M.;* Boissier, *pharmacien;* Marcé, *D.-M.;* Moride *et* Saillant, *pharmaciens.*

A la suite de nombreuses réunions, consacrées à poser les bases de ce travail, M. le docteur Anizon, nommé Secrétaire, a rédigé le rapport suivant, adopté à l'unanimité, en séance générale.

MESSIEURS,

La situation des classes pauvres, dans le plus grand nombre des communes rurales, laisse beaucoup à désirer, sous le rapport des secours médicaux.

Si l'on excepte, en effet, quelques rares départements de l'est et du centre, on peut dire, avec vérité, que l'organisation de ces secours n'existe pas encore.

Sans doute, quelques communes, isolées ou réunies en petits groupes, ont fait de louables efforts pour venir en aide à leurs indigents malades; auprès de nous, par exemple, l'arrondissement de Châteaubriant doit une organisation médicale partielle aux docteurs CHAUVIN et VERGER; mais ce n'est encore là qu'un essai, auquel le dévouement infatigable de ses auteurs n'a pu, faute de ressources suffisantes, donner toute l'extension qu'ils avaient projetée. Disons même que, malgré d'aussi louables tentatives, bon nombre de malades pauvres succombent encore, dans les campagnes, sans avoir reçu la visite du médecin.

En présence de cette situation déplorable, le gouvernement s'est ému, et il a donné à ses Préfets la noble mission d'organiser des services médicaux, dans toutes les communes rurales de l'Empire.

La Loire-Inférieure entre aujourd'hui dans cette voie de progrès. Déjà, par l'initiative de M. le Préfet, un règlement organique est promulgué, les fonds nécessaires sont votés, au nom du département et des communes, et bientôt le service, organisé d'une manière complète, marchera, nous l'espérons, à la satisfaction de tous.

Chargés, comme membres de la Commission spéciale, instituée en vertu des articles 10 et 11 du règlement organique, de coopérer à cette grande œuvre par la rédaction d'un tarif à son usage, vous avez confié, à MM. **Saillant**, **Moride**, **Marcé**, **Boissier** et **Anizon**, le soin de préparer ce travail. C'est du résultat de cette mission que nous allons avoir l'honneur de vous entretenir aujourd'hui.

En faisant appel à vos connaissances spéciales, M. le Préfet a voulu garantir au nouveau service les conditions indispensables de succès et de durée, économie pour l'administration, respect aux intérêts légitimes des médecins et pharmaciens.

Tel a été aussi le but constant de nos efforts.

Mais, pour obtenir ce résultat, deux conditions nous ont paru indispensables : *réduire le gain des fournisseurs à la dernière limite du possible ; modifier le Formulaire du Bureau de Bienfaisance, de manière à diminuer notablement les frais de préparation.*

L'abaissement du bénéfice a rencontré peu d'obstacles ; et cela n'a rien qui puisse vous surprendre, vous qui connaissez le zèle et le dévouement des pharmaciens, à l'égard des malades peu aisés, auxquels ils accordent spontanément, sur le simple avis du médecin-visiteur, une remise de 25 °/₀. En vous proposant d'élever, avec une prudente réserve, en faveur du service rural, le taux de cette remise, votre Commission n'a donc à redouter aucun désaveu.

Des difficultés plus graves se sont présentées

à elle quand il s'est agi d'adapter, à sa nouvelle destination, le formulaire du Bureau Bienfaisance.

Il fallait, en effet, trouver le moyen de soulager, autant que possible, tous les malades pauvres de nos campagnes, sans dépasser les faibles ressources dont l'administration dispose ; et, pour cela, simplifier les rouages du nouveau service, modifier, dans le sens d'une sage économie, le formulaire adopté ; maintenir, dans la pratique rurale, plusieurs usages reconnus utiles, etc...

Dans l'état actuel, par exemple, le médecin de campagne prescrit, aussi souvent qu'il le peut, les substances médicamenteuses indigènes, qui se trouvent à la portée de toutes les familles ; les usages du pays, l'intérêt du malade, les exigences de la clientèle le veulent ainsi.

Le service projeté, loin de prétendre changer une coutume, aussi digne d'encouragement, a pour but de lui venir en aide, de suppléer à ce qu'elle peut avoir de trop exclusif, et de permettre, au médecin des pauvres, de prescrire une préparation pharmaceutique toutes les fois qu'il le juge utile au prompt rétablissement du malade.

Dans les mêmes vues économiques, nous proposons d'exclure du formulaire des pauvres, *tout remède à la mode, toute préparation, réservée à des pharmacies spéciales*, et n'ayant d'autre mérite, le plus souvent, sur les produits similaires des autres officines, qu'un prix exagéré et le cachet du spécialiste.

Quant aux modifications à introduire dans la constitution même du formulaire, elles forment la partie la plus délicate de notre tâche, par cela même que cet ouvrage est l'œuvre d'un corps savant de notre ville, et qu'il se trouve adopté par l'autorité administrative. Et cependant, Messieurs, malgré l'estime bien sentie de votre Commission pour ce petit travail de notre Section de Médecine, nous allions dire, à cause même de cette estime, elle n'a pu oublier que le but primitif du formulaire n'est plus celui auquel vous avez mission de l'approprier aujourd'hui ; très-convenable assurément pour un dispensaire où plusieurs remèdes, les tisanes surtout, sont préparés et distribués, chaque jour, en quantité considérable, pour les cas pathologiques variés et nombreux, qui affligent les habitants d'une grande ville, il cesse de l'être, en partie du moins, pour les campagnes, où la simplicité du cadre nosologique n'exige l'emploi de pareils médicaments qu'à des intervalles éloignés.

Les officines rurales, celles des médecins surtout, peuvent donc, sans inconvénient notable, posséder un nombre assez restreint de substances médicamenteuses, parmi lesquelles plusieurs préparations, inscrites au Formulaire, se rencontreront rarement, selon toute probabilité.

C'est pourquoi votre Commission aurait désiré faire subir, à ce livre, de notables changements, en retrancher ou modifier plusieurs formules, le réduire en quelque sorte au catalogue des substances simples, que le médecin de campagne emploie, d'une manière à peu près exclusive; mais elle a craint que sa mission ne s'étendît pas aussi loin; et elle s'est bornée à établir les seules modifications qui lui ont paru le plus indispensables.

Les *tisanes*, par exemple, que le dispensaire livre toutes préparées aux malades, parce qu'il les leur distribue par centaine, ne pourraient, sans un inutile excès de dépenses, se préparer litre par litre, dans l'officine du pharmacien.

Aussi, à part quelques espèces qui exigent des précautions, peu familières en général aux personnes de la campagne, toutes seront faites, au domicile du malade, avec les substances qu'il possédera lui-même, ou qui lui seront délivrées en pharmacie.

La même mesure devra s'appliquer à plusieurs autres groupes de médicaments, *gargarismes, collyres*, *décoctions*, etc.

La simplification de *certaines formules*, que le pharmacien seul peut exécuter d'une manière convenable, offrirait encore des avantages certains.

Le bénéfice, attribué à l'homme de l'art, doit être, en effet, dans un juste rapport avec la difficulté des préparations qu'on lui confie; faire en sorte que nos formules n'exigent que des manipulations simples et faciles, et l'emploi de matières d'un prix peu élevé ou d'un usage fréquent, ce sera permettre une sage économie.

D'après ce principe, *le sucre en pain* se trouve substitué *au sirop* pour l'édulcoration des tisanes; les substances médicamenteuses, que le malade possède ou peut se procurer sans frais, par exemple, *les sucs végétaux*, ne seront pas fournis par le pharmacien, etc.

Certaines préparations, inscrites au Formulaire comme parties intégrantes d'un remède composé, mais peu en usage dans plusieurs pharmacies, à cause de leur faible degré d'activité et de la rareté de leur emploi, y sont remplacées par des substances plus usuelles et de propriétés analogues : par exemple, le *sirop vermifuge de Boulay*, par le *sirop de rhubarbe composé* ou par le *sirop d'ipéca ; le sirop de salsepareille composé* est mis à la place du *sirop dépuratif*, et nous substituons au *vin fébrifuge* du Formulaire, deux préparations analogues, qui se trouvent dans toutes les officines, le *vin de gentiane* et le *vin de quinquina*.

Pour un semblable motif, des deux solutions arsenicales, la *solution d'arséniate de soude* est seule maintenue; et nous remplaçons : la *lotion sulfureuse de Barlow* par 10 grammes de sulfure de potasse, dissout dans 250 grammes d'eau ; le *sulfure liquide de potasse et de chaux*, pour bains de Baréges, par 125 gram. de sulfure simple de potasse, etc. De même, à la formule : *Pommade épispastique aux cantharides*, nous substituons la simple désignation de *pommade épispastique*, afin que le médecin puisse prescrire à son gré toute autre pommade de même nature, dont le prix est le même, mais dont l'action devra être moins irritante, etc.

Outre ces modifications, faites plus spécialement dans un but d'économie, votre Commission croit devoir vous proposer plusieurs mesures, destinées à simplifier le service et à faciliter le contrôle de l'administration. Par exemple, le nom des préparations, qui doivent être exécutées, au domicile du malade, sera précédé d'une *astérisque* (*). *Toutes les matières*, inscrites au Formulaire, y seront rangées suivant l'ordre de l'alphabet, quelle qu'en soit la nature; *les prix*, taxés, autant que possible, par groupes naturels, *potions*, *pilules*, *pommades*, etc., pourront former eux-mêmes plusieurs *catégories* ou groupes secondaires, etc...

La première de ces catégories comprend, dans notre projet de tarif, les matières du prix le moins élevé; *la deuxième*, les substances plus rares, plus compliquées, ou d'une conservation plus difficile; *la troisième*, les médicaments d'une valeur vénale exceptionnelle.

Des initiales, placées à la suite de chaque remède, désignent le numéro correspondant de sa catégorie, et le prix en est indiqué, une fois pour toute, au nom générique du groupe.

A l'article *fleurs de guimauve*, par exemple, nous plaçons les initiales 1 cat. pour montrer qu'elles sont rangées dans la première catégorie des *fleurs*; mais, pour savoir combien elles coûtent, il faut chercher à l'ar ticle générique *fleurs*, le prix de la première catégorie. Il en est de même pour les *feuilles*, les *extraits*, les *pommades*, etc.

Afin de pouvoir appliquer d'une manière équitable ces principes de généralisation, nous nous sommes livrés préalablement à la tarification consciencieuse de chaque substance; simple ou composée; puis, réunissant en groupes naturels, les remèdes de même nom générique, et de valeur vénale approximative, nous avons formé les catégories dont il vient d'être parlé.

Toutefois, nous n'avons pas cru pouvoir, sans quelque modification, comprendre, dans ce système de tarif, les *vésicatoires* et *autres matières emplastiques*, à cause de leur nature exceptionnelle, et, surtout, de la variété infinie de leurs dimensions.

Néanmoins, nous nous sommes ici encore rapprochés autant que possible de la règle générale, en vous proposant d'établir le prix des emplâtres selon leur espèce, et conformément à l'un des deux modes suivants :

Premier mode. — Tout emplâtre de la première catégorie sera payé à raison de 1/2 centime par centimètre carré superficiel, sans qu'il puisse coûter, en entier, moins de 10 centimes.

Deuxième mode.— Multipliez par 3 centimes la somme des deux côtés du même angle (*hauteur et largeur*), et vous aurez pour résultat le prix cherché.

Votre Commission, qui a consacré de longues et nombreuses séances à la rédaction du Formulaire et du Tarif, n'a point oublié l'importante question des *sangsues.*

Le prix élevé de ces annélides, dans un grand nombre de localités; *l'urgence de leur emploi,* dans plusieurs cas pathologiques, où ni les *saignées* ni les *ventouses* ne peuvent en remplacer convenablement l'usage; *la difficulté,* quelquefois même *l'impossibilité* où se trouve le malade pauvre de se les procurer en quantité proportionnelle à ses besoins, tout cela nous faisait regarder comme extrêmement regrettable une décision qui en interdirait la fourniture aux indigents des campagnes.

Mais, d'une autre part, nous n'ignorions pas que, dans certains cantons de la Loire-Inférieure, les habitants se procurent les sangsues sans beaucoup de peine, presque sans dépense, et que, d'ailleurs, la fourniture gratuite de ces annélides peut donner lieu à de graves abus, comme on l'a vu dans certaines communes, où des malades les revendaient à vil prix, au lieu de s'en servir pour l'usage qui leur avait été indiqué, etc.; aussi, votre Commission, en présence de ces faits et de ces considérations contradictoires, demeura longtemps indécise; et, sans doute, elle aurait, *à son grand regret,* omis de vous soumettre cette question difficile, si l'expérience acquise dans un autre département, pour l'exercice 1854-1855, n'était venue diminuer ses craintes et lui donner en même temps l'espérance d'éviter les écueils qu'elle avait entrevus.

Dans le Loiret, en effet, sur une population de 351,000 habitants, le nombre de sangsues fournies par le service rural n'a point dépassé 1,292, au prix moyen de 34 c. 1/2 l'une, en tout 446 fr. 60 c., dépense qui n'a rien d'excessif, eu égard aux avantages qu'elle permet de réaliser, et qui même pourrait être abaissée dans notre département, où le prix moyen des sangsues s'élève moins haut.

Encouragée par ce fait pratique d'un grand intérêt, votre Commission propose d'autoriser cette fourniture pendant la première année du service, à titre de *simple essai*, et d'accorder provisoirement aux fournisseurs un bénéfice de 15 °/₀ sur le prix commercial correspondant à chaque semestre. Une expérience de quelques mois permettrait à l'autorité administrative de confirmer ou d'interdire ultérieurement cette fourniture suivant le caractère du résultat qu'elle aurait obtenu.

Deux mesures nous restent encore à vous proposer. D'abord, il nous semble désirable, au point de vue de la simplification du service, de n'avoir au formulaire qu'une seule espèce de *vésicatoire* (toutes les autres jouissant de propriétés analogues ou ne différant que par de légères nuances), et d'y maintenir la *toile vésicante Leperdriel* seule, comme plus constante dans ses effets, plus adhésive, plus facile à mesurer, etc.

D'un autre côté, la fourniture des *fioles à médecine* et des *petites boîtes à pilules* nous a paru susceptible d'entraîner des abus graves, dans un service aussi étendu. L'interdiction complète serait donc une mesure pleine d'à-propos, d'autant que le pharmacien sera toujours libre de prêter, sur dépôt (*ad valorem*), celui de ces objets que le malade n'aura pu, dans des cas exceptionnels, se procurer au-dehors.

Comme résumé de tout ce qui précède et comme condition indispensable de succès et de durée pour le nouveau service, votre Commission vous propose de soumettre à M. le Préfet les conclusions suivantes :

1° Adopter, pour *la classification du Formulaire*, l'ordre de l'alphabet, et, pour *le Tarif*, la distribution des médicaments par groupes naturels ;

2° Y désigner, à *l'aide d'une astérisque*, les préparations qui doivent être faites chez le malade ;

3° Autoriser provisoirement la *fourniture des sangsues, mais avec une sage réserve ;*

4° *Interdire, d'une manière absolue*, les remèdes à la mode, les fioles à médecine, les boîtes à pilules, etc.

5° *Approuver les modifications* qui simplifient un grand nombre de formules officinales ;

6° *Inviter les médecins du service*, tout en respectant l'intérêt du pauvre, à prescrire, le plus possible, les remèdes que le malade peut faire préparer à son domicile, et surtout les *substances indigènes* qu'il a sous la main ou qu'il est à même de se procurer sans frais, pour tisanes, lotions, gargarismes, etc. ; à n'ordonner qu'exceptionnellement les *préparations officinales*, les *applications de sangsues*, les *substances médicamenteuses rares*, celles surtout qui ne sont pas inscrites au Formulaire, les *formules nouvelles*, les *combinaisons trop compliquées*, etc. ; à ne prescrire, d'une seule fois, que la quantité de remèdes nécessaire pour un ou deux jours; à vouloir bien indiquer *avec soin*, soit au malade, soit aux personnes qui l'entourent, *la manière d'employer* les médicaments prescrits, surtout quand un mode vicieux d'administration pourrait déterminer des accidents toxiques.

Telles sont, Messieurs, les mesures principales, que la question de tarif nous a paru nécessiter. Comme tout projet d'organisation qui ne repose pas encore sur une expérience directe et déjà ancienne, le nôtre devra présenter des lacunes et des imperfections de diverses sortes : à cet égard, nous sommes sans illusions.

Aussi, persuadés que la pratique seule pourra dire, avec certitude, *quels sont ces défauts*, nous verrons avec plaisir les Médecins et les Pharmaciens du service rural, noter, à la suite de leurs rapports semestriels, *toutes les observations* que le bon sens et l'expérience pourront leur suggérer, dans l'intérêt de la nouvelle institution.

Délibéré à Nantes, le 15 janvier 1856.

J. Boissier, Ed. Moride, L. Saillant,
A. Marcé, Dr Anizon, *rapporteur*.

FORMULAIRE

ET TARIF

DES MÉDICAMENTS.

A.

	F.	C.
ABSINTHE (feuilles)............... 1re cat.		
— (extrait)............... 1re cat.		
ACÉTATE D'AMMONIAQUE, les 4 grammes....	»	10
— DE PLOMB NEUTRE, les 4 grammes.	»	20
— DE PLOMB LIQUIDE, les 30 grammes.	»	20
— DE POTASSE, les 4 grammes.......	»	20
ACIDE CHLORHYDRIQUE, les 30 grammes....	»	10
— NITRIQUE........................	»	15
— SULFURIQUE......................	»	10
— TARTRIQUE.......................	»	15
ACONIT (extrait)................... 2e cat.		
— (teinture)................ 1re cat.		
ALOÈS, PULVÉRISÉ, les 30 grammes.........	»	30
ALUN...............................	»	10

2

	F.	C.
AMIDON, les 30 grammes....................	»	10
AMMONIAQUE LIQUIDE....................	»	15
ANIS VERT....................	»	10
ARNICA (fleurs), les 30 grammes..........	»	30
ARSENICALE (Solution), la formule..........	»	40
ASSA-FOETIDA, PULVÉRISÉE, le gramme......	»	10
— (teinture).................... 1re cat.		
AUNÉE (racine), les 30 grammes.... 1re cat.		

B.

BAINS. { 1re *Catégorie*................	»	40
BAINS. { 2e *Catégorie*................	»	50

*BAIN ALCALIN N° 1.............. 2e cat.

Pr. Sous-Carbonate de Potasse. 250 gram.

Dissolvez dans l'eau du bain.

*BAIN ALCALIN N° 2.............. 1re cat.

Pr. Sous-Carbonate de Soude... 500 gram.

Dissolvez dans l'eau du bain.

*BAIN D'AMIDON....................	»	90

Pr. Amidon.................... 500 gram.

Faites dissoudre dans eau bouillante, 10 litres.

Ajoutez au bain.

	F.	C.
Bain mercuriel.................. 2e cat.		
Pr. Bi-Chlorure de Mercure... / Chlorhydrate d'ammoniaque } aa 15 gr.		
Faites dissoudre dans eau.. q. s.		
Mêlez à l'eau du bain, dans une baignoire de bois.		
***Bain salé**.................. 2e cat.		
Pr. sel marin.................. 2 kilog.		
Faites dissoudre et mêlez au bain.		
Bain sulfureux (bain de Baréges).. 2e cat.		
Pr. Sulfure de potasse.......... 125 gram.		
Baume de Copahu, les 30 grammes........	»	40
— **de Fioraventi**..................	»	40
— **Opodeldoch**, les 50 grammes......	»	80
— **Tranquille**, les 30 grammes.......	»	20
Belladone (feuilles).............. 2e cat.		
— (racine).............. 2^e cat.		
— (extrait).............. 2e cat.		
— (teinture)............ 1re cat.		
Bi-Carbonate de soude, les 30 grammes...	»	10
Borate de soude..................	»	20
Boule de Mars (l'une)...............	»	25
Bourrache (feuilles)............... 1re cat.		
— (fleurs)............... 2e cat.		

C.

	F.	C.
Cachou pulvérisé, les 30 grammes........	»	30
Calomel, le gramme.....................	»	10
Camomille (fleurs)................. 2e cat.		
Camphre pulvérisé, les 30 grammes........	»	40
Canne de Provence......................	»	10
Canelle en poudre, les 4 grammes.........	»	10
Cantharides (poudre), les 4 grammes.....	»	20
— (teinture)............ 2e cat.		
Carbonate de fer, les 30 grammes.........	»	30
— de magnésie................	»	30
— de plomb...................	»	10
— de potasse.................	»	10
Castoreum (teinture), le gramme.........	»	20
Caustique de Vienne, les 4 grammes.......	»	40
Centaurée (petite), fleurs......... 1re cat.		
Cérat de Galien, les 30 grammes.........	»	20
— de Saturne......................	»	25
— a la céruse.....................	»	25
— opiacé..........................	»	30
Charbon végétal (en poudre), les 30 gram..	»	20
Chiendent (racine)............... 1re cat.		
Chlorhydrate d'ammoniaque pulv., les 30 gr.	»	25
— de morphine, les 5 centigr..	»	10
Chlorure de chaux sec, les 30 grammes...	»	5
— liquide, les 500 gram.	»	60
Chlorure de mercure (proto), le gramme..	»	10
— (deuto) { les 30 grammes....	»	60
{ le gramme........	»	10
Cigue (feuilles)................. 2e cat.		
— (extrait)................. 1re cat.		
— (poudre).................. 1re cat.		
Cochléaria (alcoolat), les 30 grammes.....	»	25
Colchique (teinture)............. 1re cat.		

	F.	C.
Colombo pulvérisé, les 4 grammes.........	»	10
COLLUTOIRES. 1re *Catégorie*.........	»	20
COLLUTOIRES. 2e *Catégorie*.........	»	25

Collutoire astringent........... 2e cat.

Pr. Alun pulvérisé............. 4 gram.
Miel rosat................. 15 gram.

Mêlez.

Collutoire détersif............. 1re cat.

Pr. Acide chlorhydrique........ 2 gram.
Miel rosat................. 15 gram.

	F.	C.
COLLYRES. 1re *Catégorie*...........	»	10
COLLYRES. 2e *Catégorie*...........	»	25

Collyre astringent............... 2e cat.

Pr. Sulfate de zinc.............. 30 centi.
Eau distillée................ 125 gram.

Collyre a l'acétate de plomb..... 2e cat.

Pr. Acétate de Plomb cristallisé. 50 centi.
Eau distillée.............. 125 gram.

Collyre a l'azotate d'argent..... 2e cat.

Pr. Azotate d'argent cristallisé... 5 centi.
Eau distillée............... 30 gram.

Dissolvez et filtrez.

	F.	C.
COLLYRE A LA PIERRE DIVINE....... 2e cat.		
Pr. Pierre divine................ 50 centi. Eau distillée................ 125 gram.		
* COLLYRE ÉMOLLIENT.............. 1re cat.		
Pr. Mauve pour décoction émolliente .... 15 gram.		
COLLYRE CALMANT......................	»	30
Ajoutez au précédent:		
Laudanum de Rousseau......... 8 goutt.		
COLLYRE SEC DE DUPUYTREN...............	»	40
Pr. Tutie.................. Calomel................ Sucre pulvérisé .... } aa. 2 gram.		
COQUELICOT (fleurs)................ 2e cat.		
CORNE DE CERF CALCINÉE, les 30 grammes...	»	10
COTON CARDÉ (prix du commerce).		
CRÊME DE TARTRE PULVÉRISÉE, les 30 gram...	»	15
CYNOGLOSSE (pilules de)........... 1re cat.		

D.

DATURA-STRAMONIUM (extrait)....... 1re cat.		
— (feuilles)...... 2e cat.		
— (teinture)..... 1re cat.		

		F.	C.
DÉCOCTIONS.	1re *Catégorie*.........	»	10
	2e *Catégorie*.........	»	15

* DÉCOCTION ASTRINGENTE................ » 25

Pr. Tan.......................... 100 gram.

Faites bouillir dans eau q. s. pour obtenir 1 litre; passez.

* DÉCOCTION CALMANTE............ 2e cat.

Pr. Feuilles de Mauve......... 30 gram.
Tête de Pavots............ 15 gram.

Faites bouillir dans eau q. s. pour obtenir un litre de décoction.

Pour préparer les décoctions avec les feuilles de *Belladone, Jusquiame, Stramonium, Ciguë, etc.*, on emploie 30 grammes de feuilles et eau q. s. pour obtenir 1 litre de décoction.

* DÉCOCTION ÉMOLLIENTE.......... 1re cat.

Pr. Feuilles de Mauve......... 30 gram.

Faites bouillir dans eau q. s. pour obtenir un litre de décoction.

Passez.

DÉCOCTION BLANCHE DE SYDENHAM, 1/2 blle. » 50

		F.	C.
Dextrine....	les 30 grammes...........	»	10
	les 500 grammes..........	1	»
Diascordium, les 4 grammes.............		»	10
Digitale (feuilles).................	2e cat.		
— (extrait).................	2e cat.		
— (teinture)................	1re cat.		
Douce-amère (tiges).............	1re cat.		

E.

		F.	C.
Eau d'Alibour, les 30 grammes...........		»	15
Eau blanche, les 125 grammes...........		»	10
Eau de chaux, — —		»	10
EAUX DISTILLÉES.	1re *Cat., les 30 gr.*	»	5
	2e *Cat*...........	»	10
Eau distillée simple.............	1re cat.		
— **de fleurs d'orangers**........	2e cat.		
— **de laurier-cerise**...............		»	20
— **de menthe**.................	2e cat.		
Eau de goudron, le litre.................		»	25

Pr. Goudron.................. 30 gram.
Eau tiède.................. q. s.

Lavez le goudron ; jetez l'eau, et ajoutez :

Eau froide.................. 1 litre.

Laissez macérer à froid en agitant le vase de temps en temps.

	F.	C.
EAU HÉMOSTATIQUE DE PAGLIARI, les 30 gr..	»	20
EAU IODÉE, pour boisson................	»	45
Pr. Iode.................... 15 centi. Iodure de Potassium...... 60 centi. Eau.................... 1000 gram.		
EAU DE RABEL, les 4 grammes............	»	5
EAU SÉDATIVE...........................	»	30
Pr. Ammoniaque liquide....... 6 gram. Sel marin................ 6 gram. Alcool camphré............ 1 gram. Eau commune.............. 100 gram.		
EAU DE SELTZ, la bouteille...............	»	15
EAU-DE-VIE ALLEMANDE, les 30 grammes..	»	30
EAU-DE-VIE CAMPHRÉE, — — ..	»	15
EMÉTIQUE, les 5 centi...................	»	2

EMPLATRES. — Deux *catégories* ont été adoptées pour le tarif des emplâtres.

1re *Catégorie.* — Tout emplâtre sera payé à raison de 1/2 centime par centimètre superficiel, sans qu'il puisse coûter en entier moins de 10 centimes.

2e *Catégorie.* — Additionnez les deux côtés du même angle (*hauteur* et *largeur*) ; multipliez la somme par 3 centimes, le résultat sera le prix cherché.

	F.	C.
EMPLATRE DE CIGUE.............. 1re cat.		
EMPLATRE DE POIX DE BOURGOGNE.. 2e cat.		
Pr. Poix blanche.................. q. s.		
F. S. A.		
EMPLATRE STIBIÉ.................. 1re cat.		
Saupoudrez l'emplâtre de poix de Bourgogne avec tartre stibié, quantité prescrite.		
EMPLATRE VÉSICATOIRE LEPERDRIEL. 1re cat.		
— DE VIGO................ 1re cat.		
ESPÈCES AROMATIQUES............. 2e cat.		
Absinthe........ / Sauge.......... / Romarin........ / Hysope.......... } aa. parties égales.		
ESPÈCES PECTORALES............... 1re cat.		
Fleurs de Tussilage.. / — Mauve.... / — Guimauve.. } aa. 2 parties.		
— Coquelicots...... 1 partie.		
ESSENCE DE TÉRÉBENTHINE, les 30 grammes..	»	5
ETHER SULFURIQUE, les 10 grammes........	»	10

		F.	C.
EXTRAITS. .	1re *Catégorie, le gramme.*	»	5
	2e *Catégorie............*	»	10

F.

	F.	C.
Fer porphyrisé, les 30 grammes.........	»	30
— carbonate de fer..................	»	30
— tartrate de fer....................	»	50
— tartrate de fer et de potasse.......	»	25

		F.	C.
FEUILLES. .	1re *Catégorie, les 30 gram.*	»	10
	2e *Catégorie............*	»	15
FLEURS. . . .	1re *Catégorie, les 30 gram.*	»	15
	2e *Catégorie............*	»	20

Fougère male (racines)............ 2e cat.
Fumeterre (tiges et fleurs)........ 1re cat.
Gayac (râpure).................... 1re cat.
— (teinture)................. 1re cat.
— (extrait).................. 2e cat.

G.

		F.	C.
GARGARISMES	1re *Catégorie....... .*	»	25
	2e *Catégorie.........*	»	45

*Gargarisme émollient........... 1re cat.

Pr. Racine de Guimauve........ 8 gram.
Eau bouillante.............. 250 gram.

Faites bouillir et ajoutez :

Miel..................... 30 gram.

	F.	C.
*GARGARISME ACIDULÉ............. 1re cat.		
Ajoutez au miel du gargarisme émollient :		
Vinaigre.................. 15 gram.		
GARGARISME ASTRINGENT........... 1re cat.		
Pr. Alun pulvérisé............. 4 gram.		
Miel rosat.................. 30 gram.		
Eau...................... 250 gram.		
Dissolvez et filtrez.		
GARGARISME ANTI-SCORBUTIQUE..... 2e cat.		
Ajoutez au précédent :		
Alcool de Cochléaria....... 15 gram.		
GARGARISME CALMANT............. 1re cat.		
Ajoutez au miel du gargarisme émollient :		
Laudanum de Rousseau...... 8 goutt.		
GARGARISME DÉTERSIF............. 1re cat.		
Pr. Borax.................... 10 gram.		
Miel rosat................ 30 gram.		
Eau..................... 250 gram.		
GOMME ARABIQUE, les 30 grammes........	»	5
GOMME-GUTTE PULVÉRISÉE, les 4 grammes..	»	10
GOUDRON PURIFIÉ, les 30 grammes........	»	5
GRENADIER (écorce de racine), les 30 gram..	»	15
GUIMAUVE (feuilles)............... 1re cat.		

	F.	C.
GUIMAUVE (fleurs)................ 1re cat.		
— (racine)................ 1re cat.		

H.

HOUBLON (fleurs).................. 1re cat.		
HUILES.. { 1re *Catégorie, les* 30 *gram*..	»	10
HUILES.. { 2e *Catégorie*..............	»	20
HUILE DE CAMOMILLE. .... 2e cat.		
HUILE CAMPHRÉE. .... 2e cat.		
HUILE DE CROTON TIGLIUM, les 10 gouttes..	»	10
— DE FOIE DE MORUE { les 30 grammes..	»	10
— DE FOIE DE MORUE { les 500 grammes.	1	50
— DE JUSQUIAME................ 2e cat.		
— D'OLIVES. .... 1re cat.		
— DE PALME. .... 1re cat.		
— DE RICIN. .... 2e cat.		

I.

IODE, les 50 centigrammes................	»	10
— (teinture), les 2 grammes..........	»	5
IODURE DE MERCURE (proto), le gramme....	»	20
— — (deuto).............	»	20
IODURE DE PLOMB........................	»	20
IODURE DE POTASSIUM, les 30 grammes.....	2	»
IPÉCACUANHA PULVÉRISÉ, le gramme........	»	20

J.

JALAP PULVÉRISÉ, le gramme..............	»	5

		F.	C.
Jusquiame (feuilles)	2e cat.		
— (extrait)	2e cat.		
— (huile)	1re cat.		

K.

		F.	C.
Kermès minéral, le gramme		»	20

L.

		F.	C.
Laudanum de Rousseau, les 4 grammes		»	40
— de Sydenham		»	30
Lavements.	1re *Catégorie*	»	10
	2e *Catégorie*	»	30
	3e *Catégorie*	»	60

*Lavement d'amidon. .... 1re cat.

Pr. Amidon.................. 5 gram.
Eau...................... 500 gram.

Faites bouillir jusqu'à dissolution.

Lavement d'assa-foetida......... 3e cat.

Pr. Assa-Fœtida.............. 2 gram.
Jaune d'œuf............... n° 1
Eau...................... 125 gram.

*Lavement astringent........... 1re cat.

Pr. Tan...................... 30 gram.
Eau...................... 500 gram.

Faites bouillir ; passez.

	F.	C.

LAVEMENT DE BELLADONE......... 2e cat.

Pr. Extrait de Belladone.. ...... 5 centi.
Eau......................... 60 gram.

Dissolvez.

*LAVEMENT CALMANT............. 1re cat.

Pr. Graine de Lin............. 1 gram.
Tête de pavots............ 4 gram.
Eau....................... 100 gram.

LAVEMENT CAMPHRÉ............... 2e cat.

Pr. Camphre................... 1 gram.
Jaune d'œuf.............. no 1.
Eau....................... 125 gram.

*LAVEMENT CARMINATIF........... 1re cat.

Pr. Fleurs de Camomille....... 15 gram.
Eau bouillante............ 500 gram.

Passez.

*LAVEMENT ÉMOLLIENT............ 1re cat.

Pr. Graine de Lin.............. 5 gram.
ou une cuillerée à café.

Faites bouillir dans décoction émolliente................. 500 gr.

		F.	C.
Lavement fébrifuge	3e cat.		
Pr. Sulfate de Quinine	30 centi.		
Eau simple	60 gram.		
Gomme arabique	6 gram.		
(On n'ajoutera du Laudanum que sur la demande du médecin.)			
Lavement a l'huile de Ricin	3e cat.		
Pr. Huile de Ricin	30 gram.		
Jaune d'œuf	n° 1.		
Lavement émollient	250 gram.		
Lavement huileux	3e cat.		
Pr. Huile d'olive	30 gram.		
Lavement émollient	500 gram.		
Lavement laudanisé	2e cat.		
Pr. Lavement d'Amidon	100 gram.		
Laudanum de Sydenham	8 gout.		
Lavement au miel de Mercuriale	3e cat.		
Pr. Miel de Mercuriale	60 gram.		
Lavement émollient	500 gram.		
***Lavement miellé**	1re cat.		
Pr. Miel commun	60 gram.		
Eau	500 gram.		

	F.	C.

*LAVEMENT PURGATIF.............. 2e cat.

Pr. Feuilles de Séné........ } aa. 15 gram.
Sulfate de soude...... }

Faites bouillir dans eau quantité suffisante pour obtenir 500 grammes.

LAVEMENT PURGATIF DES PEINTRES... 3e cat.

Pr. Feuilles de Séné........... 15 gram.

Faites bouillir dans eau... 500 gram.
Passez et ajoutez :

Jalap pulvérisé............. 2 gram.
Sel marin................... 30 gram.

*LAVEMENT AU RATANHIA........... 3e cat.

Pr. Ecorce de Ratanhia concassée 30 gram.

Faites bouillir dans eau... 500 gram.
Passez et ajoutez :

Teinture de Ratanhia....... 15 gram.

*LAVEMENT A LA VALÉRIANE. ..... 1re cat.

Pr. Racine de Valériane concassée. 10 gram.

Faites infuser dans eau bouillante..................... 150 gram.

Passez.

	F.	C.
Lavement vermifuge............. 3e cat.		
Pr. Racines de fougère mâle.... 15 gram.		
Faites bouillir dans eau quantité suffisante pour obtenir.. 400 gram.		
Versez sur Absinthe marine..................... 10 gram.		
Passez et ajoutez Huile de Ricin..................... 30 gram.		
Lichen d'Islande, les 30 grammes.........	»	10
LIMONADES. 1re *Catégorie*...........	»	20
LIMONADES. 2e *Catégorie*...........	»	25
Limonade tartrique.............. 1re cat.		
Pr. Eau froide................. 1 litre.		
Acide tartrique............. 1 g 50 c.		
Sucre.................... 30 gram.		
Limonade sulfurique............ 2e cat.		
Pr. Eau..................... 1 litre.		
Acide sulfurique affaibli aux 3/4. 4 gram.		
Sucre.................... 45 gram.		
Lin (farine de), les 500 grammes.........	»	50

		F.	C.
LINIMENTS.	1re *Catégorie, la formule.*	»	30
	2e *Catégorie*............	»	50

LINIMENT CALCAIRE (pour brûlure).. 1re cat.

Pr. Eau de Chaux............. 50 gram.
Huile d'Olive............... 25 gram.

LINIMENT CALMANT............... 1re cat.

Pr. Baume tranquille........... 30 gram.
Laudanum de Rousseau..... 1 gram.

LINIMENT TÉRÉBENTHINÉ.......... 1re cat.

Pr. Huile de Camomille...
Essence de Térében-
thine............. } aa 30 gram.

LINIMENT VOLATIL CAMPHRÉ........ 2e cat.

Pr. Huile camphrée du Codex... 60 gram.
Ammoniaque liquide........ 8 gram.

	F.	C.
LIQUEUR DE FOWLER, 1 gramme..........	»	5
— DE VAN-SWIETEN, les 30 grammes..	»	10

		F.	C.
LOTIONS.	1re *Catégorie*...............	»	20
	2e *Catégorie*...............	»	30

LOTION ALCALINE................. 1re cat.

Pr. Sous-Carbonate de Soude... 50 gram.
Eau......................1000 gram.

Dissolvez.

	F.	C.
LOTION ANTI-SEPTIQUE....................	»	50
Pr. Infusion aromatique........ 1 litre		
Eau-de-vie camphrée...... 30 gram.		
LOTION SULFUREUSE................ 2e cat.		
Pr. Sulfure de Potasse......... 10 gram.		
Eau..................... 250 gram.		
Dissolvez.		

M.

MAGNÉSIE CALCINÉE, le gramme...........	»	5
MANNE EN SORTE, les 30 grammes.........	»	30
MAUVE (feuilles)................. 1re cat.		
— (fleurs).................... 2e cat.		
MENTHE POIVRÉE. { Eau distillée... 1re cat.		
Feuilles....... 1re cat. }		
MIEL DE BRETAGNE, les 30 grammes.......	»	5
MIEL DE MERCURIALE....................	»	15
MIEL ROSAT...........................	»	15
MOUSSE DE CORSE......................	»	10
MOUSSE PERLÉE (fucus crispus)...........	»	20
MOUTARDE (farine de), les 500 grammes....	»	80

N.

NITRATE ACIDE DE MERCURE, le gramme...	»	10
NITRATE D'ARGENT......................	»	40
NITRATE DE BISMUTH (sous-nitrate), les 30 gr.	»	50
NITRATE DE POTASSE, les 4 grammes.......	»	5
NOIX VOMIQUE (extrait), les 5 centigrammes.	»	5
— (teinture)........... 2e cat.		

	F.	C.
NOYER (feuilles)................... 1re cat.		
— (Extrait de feuilles)........ 1re cat.		

O.

	F.	C.
ONGUENT. { 1re *Catégorie, les* 30 *gram..*	»	15
ONGUENT. { 2e *Catégorie*..............	»	40
ONGUENT ÉPISPASTIQUE............ 2e cat.		
ONGUENT DE LA MÈRE.............. 1re cat.		
— POPULEUM................ 1re cat.		
— ROSAT.................... 1re cat.		
— DE STYRAX.............. 1re cat.		
OPIUM BRUT, PULVÉRISÉ, le gramme......	»	20
— (extrait), le gramme..............	»	50
ORGE COMMUNE, les 30 grammes.........	»	5
ORTIE BLANCHE (fleurs)........... 2e cat.		
OXYDE BLANC D'ANTIMOINE, les 4 grammes..	»	50
— ROUGE DE MERCURE, le gramme.....	»	10
— DE ZINC, les 4 grammes............	»	10
OXYMEL SCILLITIQUE, les 30 grammes.......	»	15

P.

	F.	C.
PASTILLES. (Voyez Tablettes).		
PAVOT (les deux capsules).................	»	5

		F.	C.
PILULES.	1re *Catégorie, l'une........*	»	2
	2e *Catégorie, l'une........*	»	10

PILULES ABSORBANTES DE CHARBON.. 1re cat.

Pr. Charbon végétal lavé....... 10 gram.
Canelle pulvérisée......... 50 centi.
Miel..................... q. s.

Pour 50 pilules. 4 à 10 par jour.

PILULES D'ALOÈS................. 1re cat.

Pr. Aloès succotrin............ 2 gram.
Miel..................... q. s.

Pour 20 pilules.

PILULES ANTI-BLENNORRHAGIQUES... 1re cat.

Pr. Baume de Copahu.......... 10 gram.
Poivre Cubèbe pulvérisé.... 8 gram.
Magnésie................ q. s.

Pour 50 pilules. 25 par jour.

PILULES ANTI-DYSENTERIQUES (Segond). 1re c.

Pr. Ipécacuanha.............. 40 centi.
Calomel................. 20 centi.
Extrait thébaïque.......... 10 centi.
Miel..................... q. s.

Pour 8 pilules.

	F.	C.

Pilules anti-spasmodiques........ 1re cat.

Pr. Castoreum............ } aa. 2 gram.
Assa-Fœtida.........
Extrait de Valériane. .

Pour 20 pilules.

Pilules anti scrofuleuses........ 1re cat.

Pr. Extrait de feuilles de Noyer. } aa. 10 gr.
Extrait de Houblon........
Poudre de feuilles de Noyer.. q. s.

Pour 50 pilules.

Pilules anti-syphilitiques........ 1re cat.

Pr. Bi-chlorure de Mercure.... 10 centi.
Extrait thébaïque......... 30 centi.
— de Douce-Amère.. 4 gram.

Pour 30 pilules. Dose : 1 à 3 par jour.

Pilules astringentes............ 1re cat.

Pr. Extrait de Ratanhia... } aa. 2 gram.
Cachou pulvérisé.....
Miel.................... q. s.

Pour 20 pilules.

	F.	C.

Pilules astringentes opiacées.... 1re cat.

Pr. Alun................ } aa. 2 gram.
Cachou.............. }
Extrait d'Opium........... 20 centi.
Miel.................... q. s.

Pour 20 pilules. 4 à 6 par jour.

Pilules balsamiques astringentes.. 1re cat.

Pr. Térébenthine cuite..... } aa. 5 gram.
Sous-Carbonate de fer. }
Extrait de Ratanhia......... 2 g. 50 c.
Sirop de Cachou........... q. s.

Pour 50 pilules. De 5 à 10 par jour contre la blennorrhée et la leucorrhée chronique.

Pilules de Belladone (Bretonneau). 1re cat.

Pr. Extrait de Belladone....... 5 centi.
Racine de Belladone pulvér.. 10 centi.
Sirop de miel............. q. s.

Pour 15 pilules. D'une à 3 par jour.

Pilules de bi-iodure de mercure.. 1re cat.

Pr. Bi-iodure de Mercure...... 10 centi.
Extrait thébaïque.......... 40 centi.
— de Douce-Amère... 2 gram.

Pour 40 pilules. Dose: 1 à 4 par jour.

	F.	C.

Pilules de calomel composées.... 1re cat.

Pr. Calomel à la vapeur........ 50 centi.
Jalap..................... 1 gram.
Aloès..................... 50 centi.
Essence d'Anis............ 2 goutt.
Miel .... }
Poudre de Guimauve... } aa. q. s.

Pour 10 pilules. De 4 à 8.

Pilules de camphre opiacées..... 1re cat.

Pr. Camphre............. }
Nitrate de Potasse.... } aa. 2 gram.
Extrait thébaïque.......... 20 centi.
Miel........................ q. s.

Pour 20 pilules.

Pilules contro-stimulantes...... 1re cat.

Pr. Tartre Stibié............... 50 centi.
Miel.................. }
Poudre de Guimauve.... } aa. q. s.

Pour 10 pilules.

Pilules contro-stimulantes opiacées. 1re c.

Ajoutez à la formule précédente 5 centigrammes d'Extrait thébaïque.

	F.	C.

Pilules de cyanure de mercure... 1re cat.

Pr.	Cyanure de Mercure........	10 centi.
	Extrait d'Aconit-Napel.....	50 centi.
	— Douce-Amère......	4 gram.

Pour 30 pilules.

Pilules diurétiques.............. 1re cat.

Pr.	Scille pulvérisée...........	1 gram.
	Feuilles de Digitale pulvérisée	1 gram.
	Extrait d'Aunée	2 gram.

Pour 20 pilules. De 3 à 6 par jour.

Pilules emménagogues........... 1re cat.

Pr.	Huile essentielle de Rue. / De Sabine............	aa.	5 goutt.
	Poudre de Guimauve... / Miel................	aa.	q. s.

Pour 20 pilules.

Pilules emménagogues purgatives. 1re cat.

Pr.	Aloès succotrin............		1 gram.
	Absinthe pulvérisée.... / Poudre de Sabine.....	aa.	2 gram.
	Sirop d'Absinthe...........		q. s.

Pour 20 pilules.

	F.	C.

Pilules expectorantes .... 1re cat.

Pr. Gomme Ammoniaque.. } aa. 1 gram.
Extrait de Genièvre... }
Savon amygdalin.......... 2 gram.
Poudre de Réglisse......... q. s.

Pour 20 pilules, à prendre 3 par jour.

Pilules expectorantes et calmantes. 1re c.

Pr. Kermès minéral...... } aa. 50 centi.
Extrait de Jusquiame. }
Poudre de racine d'Althéa.. q. s.

Pour 20 pilules, à prendre 3 par jour.

Chaque pilule contient 25 miligr. de Kermès et 25 milligr. d'ext. de Jusquiame.

Pilules d'extrait thébaïque..... 1re cat.

Pr. Extrait thébaïque.......... 1 gram.

Pour 40 pilules.

Pilules fébrifuges............... 2e cat.

Pr. Sulfate de Quinine......... 1 gram.
Poudre de Guimauve. } aa. q. s.
Miel................ }

Pour 10 pilules.

	F.	C.

Pilules fébrifuges opiacées....... 2e cat.

Ajoutez à la formule précédente :

Laudanum de Rousseau..... 5 goutt.

Bols febrifuges.................. 1re cat.

Pr. Quinquina jaune pulvérisé... 30 gram.
Sous-carbonate de Potasse.. 4 gram.
Chlorhydrate d'Ammoniaque. 2 gram.
Sirop d'Absinthe.......... q. s.

Faites 60 bols.

Pilules de fer et d'aloès. .... 1re cat.

Ajoutez aux pilules de limaille de fer :

Aloès.................... 2 g. 50 c.

Pilules de fer toniques.......... 1re cat.

Pr. Limaille de fer en poudre fine. 10 gram.
Extrait de Gentiane... } aa. 5 gram.
Poudre d'Althéa...... }

Pour 100 pilules.

Pilules fondantes................ 1re cat.

Pr. Extrait de Ciguë........... 50 centi.
Savon amygdalin. .... 3 gram.
Poudre d'Althéa. .... q. s.

Pour 20 pilules, 2 à 6 par jour ; progressivement.

	F.	C.

Pilules d'huile de Croton........ 1re cat.

Pr. Huile de Croton Tiglium.... 2 goutt.
Poudre de Guimauve....... 1 gram.
Miel....... .... q. s.

Pour 8 pilules. Une de quart d'heure en quart d'heure, jusqu'à effet purgatif.

Pilules de Kermès.............. 1re cat.

Pr. Kermès minéral........... 1 gram.
Miel................. } aa. q. s.
Poudre de Guimauve.. }

Pour 20 pilules.

Pilules de limaille de fer....... 1re cat.

Pr. Limaille de fer en poudre fine. 20 gram.
Cannelle pulvérisée........ 4 gram.
Miel..................... q. s.

Pour 100 pilules.

Pilules de limaille de fer opiacées. 1re cat.

Ajoutez à la formule précédente :

Extrait thébaïque.......... 50 centi.

Pilules de noix vomique......... 1re cat.

Pr. Extrait alcoolique de Noix vomique................ 50 centi.
Poudre de Valériane......... q. s.

Pour 20 pilules.

	F.	C.

Pilules d'opium et de morphine (Bretonneau)........................ 1re cat.

Pr. Chlorhydrate de Morphine. . 5 centi.
Extrait thébaïque.......... 10 centi.
Miel................ } aa. q. s.
Poudre de Guimauve. . }

Pour 40 pilules.

Pilules d'oxyde blanc d'antimoine. 1re cat.

Pr. Oxyde blanc d'Antimoine.... 5 gram.
Miel................ } aa. q. s.
Poudre de Guimauve.. }

Pour 50 pilules.

Pilules de proto-iodure de mercure. 1re c.

Pr. Proto-iodure de Mercure.... 2 gram.
Extrait thébaïque.......... 40 centi.
— de Douce-Amère.... 4 gram.

Pour 40 pilules. D'abord une, puis 2 par jour.

Pilules de strychnine (Magendie). 1re cat.

Pr. Strychnine................ 5 centi.
Poudre d'Althéa........... 2 gram.

Pour 20 pilules.

	F.	C.

Pilules toniques et laxatives.... 1re cat.

Pr. Aloès........................ 1 gram.
Extrait de Menyanthe.. } aa. 2 gram.
Extrait de Gentiane.... }

Pour 20 pilules, 3 par jour.

Pilules toniques et calmantes.... 1re cat.

Pr. Poudre de Colombo.......... 3 gram.
Cannelle pulvérisée.......... 50 centi.
Extrait thébaïque............ 10 centi.
Miel........................ q. s.

Pour 20 pilules, qu'on administrera au moment du repas, au nombre de 3 à 6 par jour.

Pilules de tartrate ferrico-potassique 1re c.

Pr. Tartrate ferrico-potassique.. 20 gram.
Miel................. } aa. q. s.
Poudre de Guimauve... }

Pour 100 pilules.

Pilules vermifuges.............. 1re cat.

Pr. Semen-contra pulvérisé...... 2 gram.
Calomel à la vapeur.......... 1 gram.
Extrait d'Absinthe........... q. s.

Pour 20 pilules.

		F.	C.
Pilules d'Anderson ou écossaises..	1re cat.		
— de Cynoglosse............	1re cat.		
— de Meglin...............	1re cat.		
— de Vallet...............	1re cat.		

		F.	C.
POMMADES..	1re *Catégorie, la formule.*	»	30
	2e *Catégorie*...........	»	40

Pommade a l'acetate de plomb.... 1re cat.

Pr. Acétate de plomb cristallisé. 25 centi.
Axonge.................... 5 gram.

Pommade alcaline................ 1re cat.

Pr. Sous-Carbonate de Potasse... 10 gram.
Axonge.................... 30 gram.

Pommade alcaline camphrée...... 2e cat.

Pr. Pommade camphrée.......... 30 gram.
Sous-Carbonate de Potasse.. 10 gram.

Pommade au nitrate d'argent..... 1re cat.

Pr. Nitrate d'argent cristallisé..... 5 centi.
Cérat simple .... 5 gram.

Pommade belladonée (no 1)....... 1re cat.

Pr. Extrait de Belladone........ 2 gram.
Axonge.................... 15 gram.

	F.	C.
Pommade belladonée (n° 2)..... . 2e cat.		
Pr. Extrait de Belladone........ 5 gram. Axonge.................. 15 gram.		
Pommade de belladone opiacée..........	»	60
Pr. Extrait de Belladone........ 5 gram. — d'Opium............ 1 gram. Axonge.................. 10 gram.		
Pommade au cyanure de mercure.. 2e cat.		
Pr. Cyanure de Mercure......... 25 centi. Axonge.................. 15 gram.		
Pommade camphrée.............. 1re cat.		
Pr. Camphre.................. 5 gram. Axonge.................. 30 gram.		
Faites fondre sur un feu doux, et passez.		
Pommade au datura-stromonium..........	»	50
Pr. Extr. de Datura-Stramonium } aa. 10 gr. Axonge.................. }		
Pommade au deuto-iodure de mercure (Biett)..................... 1re cat.		
Pr. Deuto-iodure de Mercure.... 30 centi. Axonge.................. 15 gram.		
Pommade épispastique........... 2e cat.		

	F.	C.
Pommade fondante. . . . . 2e cat.		
Pr. Extrait de Ciguë. . . . . } aa. 2 gram. Sous-Carbonate de Potasse. } Axonge. . . . . 15 gram.		
Pommade au goudron. . . . . 2e cat.		
Pr. Goudron. . . . . 10 gram. Axonge. . . . . 30 gram.		
Faites fondre sur un feu doux, et passez.		
Pommade d'helméric.	»	60
Pr. Fleurs de soufre. . . . . 20 gram. Sous-Carbonate de Potasse. . . 10 gram. Axonge. . . . . 80 gram.		
Pommade d'iode et d'iodure de potassium. .	»	50
Pr. Iode. . . . . 50 centi. Iodure de Potassium. . . . . 2 gram. Axonge. . . . . 15 gram.		
Pommade a l'iodure de potassium. . 2e cat.		
Pr. Iodure de Potassium. . . . . 2 gram. Axonge. . . . . 15 gram.		
Pommade a l'iodure ee plomb. . . . . 2e cat.		
Pr. Iodure de plomb. . . . . 1 gram. Axonge. . . . . 15 gram.		

	F.	C.
POMMADE A L'IODURE DE SOUFRE.... 2e cat.		
Pr. Iodure de soufre............ 1 gram.		
Axonge.................. 15 gram.		
POMMADE MERCURIELLE BELLADONÉE........	»	60
Pr. Extrait de Belladone.. } aa. 10 gram.		
Onguent mercuriel... }		
Huile d'Olive.............. q. s.		
POMMADE DES FRÈRES MAHON....... 2e cat.		
Pr. Chaux éteinte.............. 4 gram.		
Carbonate de Soude........ 6 gram.		
Axonge.................. 30 gram.		
POMMADE CONTRE LE PITHYRIASIS DU CUIR CHEVELU...................... 2e cat.		
Pr. Précipité rouge............ 5 gram.		
Axonge.................. 15 gram.		
POMMADE AU PRÉCIPITÉ BLANC...... 1re cat.		
Pr. Précipité blanc............. 2 gram.		
Axonge.................. 15 gram.		
POMMADE AU PRÉCIPITÉ ROUGE..... 1re cat.		
Pr. Précipité rouge............. 5 centi.		
Axonge.................. 5 gram.		
POMMADE AU PROTO-IODURE DE MERCURE (Biett)...................... 1re cat.		
Pr. Proto-iodure de Mercure.... 50 centi.		
Axonge.................. 15 gram.		

		F.	C.
POMMADE RÉSOLUTIVE		»	60
Pr. Sel Ammoniac pulvérisé	5 gram.		
Onguent Mercuriel	30 gram.		
POMMADE SATURNINE OPIACÉE	1re cat.		
Pr. Céruse	3 gram.		
Extrait thébaïque	50 centi.		
Axonge	15 gram.		
POMMADE SOUFRÉE	1re cat.		
Pr. Soufre sublimé et lavé	10 gram.		
Axonge	30 gram.		
POMMADE AU TARTRE STIBIÉ	1re cat.		
Pr. Tartre stibié	5 gram.		
Axonge	10 gram.		
POMMADE A LA SUIE	2e cat.		
Pr. Suie tamisée	30 gram.		
Axonge	30 gram.		
Alcool	q. s.		
pour rendre la pommade onctueuse.			
POMMADE AU SULFATE DE ZINC	1re cat.		
Pr. Sulfate de zinc	25 centi.		
Axonge	10 gram.		
POMMADE AU TURBITH NITREUX (Mialhe)		»	60
Pr. Turbith nitreux	1 gram.		
Extrait d'Opium	50 centi.		
Axonge	20 gram.		
Contre l'Eczêma du cuir chevelu.			

		F.	C.
POTIONS..	1re *Catégorie*..............	»	35
	2e *Catégorie*..............	»	55

POTION ABSORBANTE................ 1re cat.

Pr. Bi-Carbonate de Soude...... 2 gram.
Eau...................... 90 gram.
Sirop de Menthe............ 30 gram.

POTION ANTI-ÉMÉTIQUE............ 2e cat.

Pr. Eau...................... 90 gram.
Sirop de fleurs d'Oranger.... 30 gram.
Acide tartrique............ 75 centi.
Bi-Carbonate de Soude...... 1 gram.

Mettez en dernier lieu le Bi-Carbonate de Soude, et bouchez aussitôt.

POTION ANTI-SPASMODIQUE......... 1re cat.

Pr. Ether sulfurique............ 20 goutt.
Eau...................... 90 gram.
Sirop de fleurs d'Oranger.... 30 gram.

POTION ANTI-SPASMODIQUE CALMANTE. 1re cat.

Ajoutez à la potion anti-spasmodique :

Laudanum de Rousseau...... 5 goutt.

3

	F.	C.

Potion a l'assa-foetida........... 2e cat.

Pr. Assa-Fœtida................ 1 gram.
Eau...................... 90 gram.
Jaune-d'œuf................ 1/2
Sirop de fleurs d'Oranger.... 30 gram.

Potion astringente.............. 1re cat.

Pr. Tannin.................... 50 centi.
Eau...................... 90 gram.
Sirop de Coings............ 30 gram.

Potion calmante................ 1re cat.

Pr. Potion gommeuse.......... 120 gram.
Laudanum de Rousseau..... 5 goutt.

Potion contro-stimulante kermétisée. 2e c.

Pr. Potion gommeuse.......... 120 gram.
Kermès................... 60 centi.
Sucre pulvérisé............ 4 gram.

Potion diurétique............... 1re cat.

Pr. Feuilles de Digitale......... 60 centi.

Faites infuser dans eau bouillante 90 grammes ; passez et ajoutez :

Nitrate de Potasse.......... 2 gram.
Sirop des 5 racines.......... 30 gram.

		F.	C.
Potion a l'eau de chaux.........	1re cat.		
Pr. Eau de chaux filtrée........	60 gram.		
Alcoolat de Mélisse.........	4 gram.		
Sirop de sucre.............	30 gram.		
Potion émétique composée......	. 2e cat.		
Pr. Tartre stibié...............	10 centi		
Eau........................	90 gram.		
Sirop d'Ipécacuanha........	30 gram.		
Potion expectorante.............	2e cat.		
Pr. Potion gommeuse..........	120 gram.		
Oxymel scillitique..........	15 gram.		
Kermès...................	5 centi.		
Sucre.....................	5 gram.		
Potion fébrifuge.........................		»	80
Pr. Sulfate de quinine..........	60 centi.		
Eau.......................	80 gram.		
Sirop tartrique............	30 gram.		
Potion fébrifuge minérale.......	2e cat.		
Pr. Solution arsenicale..........	15 gram.		
Eau distillée de Menthe......	30 gram.		
Eau distillée simple..........	50 gram.		
Sirop de sucre............	30 gram.		
Potion fébrifuge opiacée................		»	85
Ajoutez à la précédente :			
Laudanum de Rousseau.....	5 goutt.		

	F.	C.
POTION GOMMEUSE.................. 1re cat.		
Pr. Sirop de Gomme............ 30 gram.		
Eau........................ 90 gram.		
Eau de fleurs d'Oranger...... 2 gram.		
POTION LAUDANISÉE................ 1re cat.		
Pr. Potion gommeuse.......... 120 gram.		
Laudanum de Sydenham.... 20 goutt.		
POTION A L'OXYDE BLANC D'ANTIMOINE. 2e cat.		
Pr. Antimoine diaphorétique lavé. 4 gram.		
Potion gommeuse.......... 120 gram.		
POTION PURGATIVE................ 2e cat.		
Pr. Manne en sorte.............. 30 gram.		
Sulfate de Soude..... } aa. 10 gram.		
Feuilles de Séné..... }		
Anis vert................... 1 gram.		
Faites infuser dans eau bouillante 120 grammes; passez.		
POTION SÉDATIVE.................. 2e. cat.		
Pr. Eau distillée de Laitue....... 90 gram.		
— de Laurier-Cerise...... 10 gram.		
Sirop de fleurs d'Oranger.... 30 gram.		
POTION STIBIÉE.................. 1re cat.		
Pr. Tartre stibié............... 40 centi.		
Eau........................ 90 gram.		
Sirop de fleurs d'Oranger.... 30 gram.		

	F.	C.
Potion stimulante (potion carminative). 1re c.		
Pr. Sirop de Menthe............ 30 gram. Eau........................ 90 gram. Teinture de cannelle........ 5 gram.		
Potion tonique (potion cordiale)... 1re cat.		
Pr. Sirop de Gentiane........... 30 gram. Vin rouge................... 60 gram. Eau distillée de Menthe..... 30 gram.		
Potion vermifuge................ 1re cat.		
Pr. Semen-contra.............. 4 gram. Absinthe marine............ 8 gram. Eau bouillante.............. 90 gram.		
Faites infuser, passez et ajoutez :		
Sucre...................... 30 gram.		
POUDRES. 1re *Catégorie*..............	»	25
2e *Catégorie*..............	»	30
3e *Catégorie*..............	»	40
Poudre anti-chlorotique................	»	80
Pr. Limaille de fer............... 10 gram. Cannelle pulvérisée......... 2 gram.		
Pour 40 paquets.		

	F.	C.
POUDRE ANTI-GASTRALGIQUE LAXATIVE......	»	50
Pr. Rhubarbe pulvérisée........ 4 gram. Magnésie calcinée........... 2 gram.		
POUDRE DE CAMPHRE ET D'AMIDON..........	»	20
Pr. Camphre.................... 3 gram. Amidon..................... 18 gram. Mêlez. — Contre les affections prurigineuses.		
POUDRE DENTIFRICE ASTRINGENTE... 2e cat.		
Pr. Poudre de Ratanhia.... } — de Charbon végétal............... } aa. 5 gram. Crême de Tartre....... }		
POUDRE DE DUPUYTREN (Collyre sec). 3e cat.		
Pr. Tutie................ } Calomel............. } aa. 2 gram. Sucre pulvérisé....... }		
POUDRE DE DOWER, le gramme...........	»	10
POUDRE ÉPILATOIRE (des frères Mahon). 3e c.		
Pr. Chaux vive........... .... 60 gram. Charbon pulvérisé......... 4 gram.		

	F.	C.
Poudre hémostatique............. 1re cat.		
Pr. Alun pulvérisé......... } aa. 5 gram.		
Ratanhia pulvérisée... }		
Mêlez.		
Poudre purgative................. 2e cat.		
Pr. Calomel à la vapeur......... 30 centi.		
Jalap pulvérisé............. 2 gram.		
Mêlez et divisez en 3 doses.		
Poudre Vermifuge............... 1re cat.		
Pr. Semen-contra pulvérisé.... 4 gram.		
Calomel.................... 15 centi.		
Mêlez et divisez en 3 doses.		
Poudre de Vienne (caustique) les 4 grammes.	»	40
Précipité (blanc), le gramme.............	»	10
— (rouge).......................	»	10
Pruneaux purgatifs, les 30 grammes......	»	5

Q.

Quassia-amara, les 4 grammes...........	»	10
Quinine brute, le gramme.................	1	»
Quinquina jaune (poudre), les 30 grammes.	1	30
— (extrait), les 4 grammes...	1	30
— (teinture), les 30 grammes.	»	40
— (vin), les 30 grammes....	»	20

R.

		F.	C.
RACINES.	1re *Catégorie, les 30 gram.*	»	5
	2e *Catégorie*	»	15
Ratanhia (racine), les 30 grammes		»	40
— (poudre), les 30 grammes		»	60
— (extrait), le gramme		»	20
— (teinture), les 30 grammes		»	40
Réglisse (racine)	1re cat.		
— (poudre)	1re cat.		
— (suc), les 30 grammes		»	20
Rhubarbe.	contusée, le gramme	»	5
	pulvérisée, le gramme	»	10
Riz, les 30 grammes		»	5
Rue.	Feuilles	1re cat.	
	Poudre	1re cat.	

S.

		F.	C.
Sabine (poudre), les 4 grammes		»	5
Saponaire (feuilles)	1re cat.		
Sassafras, les 30 grammes		»	10
Sauge (tiges et feuilles)	1re cat.		
Savon médicinal, les 4 grammes		»	10
Scille (poudre)		»	10
— (teinture)	1re cat.		
Seigle ergoté, le gramme		»	10
Semen-contra (poudre), les 4 grammes		»	10
Séné (feuilles)		»	5
Simarouba, les 30 grammes		»	40

		F.	C.
SIROPS.	1re *Catégorie, les 30 grammes.*	»	15
	2e *Catégorie*................	»	20
	3e *Catégorie*................	»	25

Sirop anti-scorbutique.......... 1re cat.
— de chicorée (composé)...... 2e cat.
— de coings.................. 1re cat.
— diacode (de pavots)........ 1re cat.
— de digitale................ 1re cat.
— d'écorces d'oranges........ 1re cat.
— de fleurs d'oranger........ 1re cat.
— de gentiane................ 1re cat.
— d'ipécacuanha.............. 2e cat.
— de morphine................ 2e cat.
— d'opium.................... 1re cat.
— des cinq racines apéritives. 1re cat.
— de rhubarbe (composé)..... 2e cat.
— de salsepareille (composé). 3e cat.
— tartrique.................. 1re cat.
— de tolu.................... 2e cat.

		F.	C.
SOLUTIONS OFFICINALES.	1re *Catégorie, la formule*	»	40
	2e *Catégorie*...........	»	50

Solution d'arséniate de soude.... 1re cat.

Pr. Arséniate de Soude......... 15 centi.
Eau distillée............... 150 gram.

15 grammes de cette solution contiennent 15 millig. d'Arséniate de Soude.

	F.	C.
SOLUTION IODURÉE.................. 2e cat.		

Pr. Iodure de Potassium........ 5 gram.
Eau distillée............... 500 gram.

Aux enfants scrofuleux: une ou deux cuillerées à bouche par jour dans une demi-tasse de tisane ou de lait.

	F.	C.
SOLUTION DE WEIKARD....................	»	80

Pr. Eau distillée.............. 95 gram.
Eau distillée de Cannelle.... 25 gram.
Sublimé.................. } aa. 40 c.
Chlorhydrate d'ammoniaque. }
Laudanum de Sydenham.... 4 gram.

	F.	C.
SOUFRE (sublimé et lavé), les 30 grammes..	»	5
SPARADRAP AGGLUTINATIF, le décimètre.....	»	10
— DE VIGO (emplâtre)..... 1re cat.		
STAPHYSAIGRE PULVÉRISÉE, les 4 grammes..	»	10
SULFATE DE CUIVRE......................	»	5
— DE FER..........................	»	5
— DE MAGNÉSIE, les 45 grammes......	»	15
— DE MORPHINE, les 5 centigrammes.	»	10
— DE POTASSE, les 30 grammes......	»	20
— DE QUININE, le gramme...........	1	»
— DE SOUDE, les 50 grammes........	»	10
— DE STRYCHNINE, les 5 centigrammes.	»	15
— DE ZINC, les 4 grammes..........	»	5
SUREAU (fleurs)................. 1re cat.		

T.

		F.	C.
TABLETTES.	1re *Catégorie, les* 30 *gram.*	»	25
	2e *Catégorie, une tablette.*	»	2
Tablettes de calomel............ 2e cat.			
— d'ipécacuanha.......... 1re cat.			
— de kermès........ ... 2e cat.			
— de Vichy............. . 1re cat.			
— vermifuges (de calomel). 2e cat.			
Taffetas d'Angleterre, la pièce.........		»	20
Tan pulvérisé, les 30 grammes............		»	10
Tannin, le gramme......................		»	10
Tartrate de potasse et de fer. (Voyez boule de mars).			
Tartre stibié, les 5 centigrammes.......		»	2

TEINTURES.	1re *Catégorie, les* 30 *gram.*	»	30
	2e *Catégorie*............	»	40
Teinture d'aconit. .... 1re cat.			
— de belladone........... 1re cat.			
— ce cantharides......... 2e cat.			
— de castoreum, le gramme........		»	20
— de digitale............. 1re cat.			
— d'iode, les 30 grammes... 2e cat.			
Térébenthine, les 30 grammes...........		»	5
Thériaque, les 4 grammes...............		»	10
Tilleul (fleurs)................. 1re cat.			

		F.	C.
TISANES.	1re *Catégorie, la formule*...	»	15
	2e *Catégorie*.............	»	25

TISANE ALBUMINEUSE................. » 60

Fr. Blancs d'œufs.............. n° 6.
Eau froide. .... 1 litre.

Passez et ajoutez :

Eau de fleurs d'oranger.... 10 gram.
Sucre.................. 45 gram.

*TISANE D'ALTHÉA................ 1re cat.

Pr. Racine d'Althéa............ 15 gram.

Faites bouillir dans suffisante quantité d'eau pour obtenir 1 litre.

Et ajoutez :

Sucre.................. 30 gram.

*TISANE AMÈRE................ 1re cat.

Pr. Racine de Gentiane......
Sommités de petite Centaurée.............. } aa. 5 gram.

Faites bouillir dans eau quantité suffisante pour obtenir 1 litre.

Passez et ajoutez :

Sucre.................. 30 gram.

	F.	C.
*TISANE AMYLACÉE............... 1re cat.		
Pr. Fécule de pommes de terre ou amidon............... 2 gram.		
Faites bouillir dans eau quantité suffisante pour obtenir 1 litre.		
Sucre.................... 30 gram.		
TISANE ANTI-SCORBUTIQUE................	»	50
Pr. Tisane amère édulcorée..... 1 litre.		
Alcool de Cochléaria....... 15 gram.		
TISANE ASTRINGENTE.............. 2e cat.		
Pr. Racine de Ratanhia......... 10 gram.		
Faites infuser dans eau 1 litre.		
Passez et ajoutez :		
Sucre.................... 30 gram.		
*TISANE D'AUNÉE................ 1re cat.		
Pr. Racine d'Aunée............ 15 gram.		
Faites bouillir dans eau quantité suffisante pour obtenir 1 litre.		
Passez et ajoutez :		
Sucre.................... 30 gram.		

	F.	C.
*TISANE DE CHIENDENT NITRÉE...... 1re cat.		
Pr. Tisane d'Orge et de Chiendent 1 litre. Azotate de Potasse (sel de nitre)................. 1 gram.		
TISANE DÉPURATIVE................ 2e cat.		
Pr. Feuilles de Saponaire. } — de Scabieuse. } aa. 10 gram. Tiges de Douce-Amère. }		
Faites bouillir dans eau quantité suffisante pour obtenir 1 litre. Passez et ajoutez : Sucre.................... 30 gram.		
TISANE DE FELTZ (Réformée), la formule....	»	75
Pr. Tisane sudorifique......... 2 litres. Solution d'Arséniate de Soude 15 gram.		
*TISANE DE GOMME............... 1re cat.		
Pr. Gomme.................... 15 gram.		
Faites fondre dans eau 1 litre. Et ajoutez : Sucre.................... 30 gram.		

	F.	C.

***Tisane de graine de lin.......... 1re cat.**

Pr. Graine de lin mondée..... 15 gram.

Faites bouillir dans eau quantité suffisante pour obtenir 1 litre.

Et ajoutez :

Sucre .... 30 gram.

***Tisane de houblon............... 1re cat.**

Pr. Fleurs de Houblon......... 10 gram.

Faites infuser dans eau bouillante 1 litre.

Passez et ajoutez :

Sucre..................... 30 gram.

***Tisane de mousse perlée.**

Pr. Mousse perlée.............. 8 gram.

Lavez à froid, puis faites bouillir dans eau quantité suffisante pour obtenir 1 litre.

Passez et ajoutez :

Sucre..................... 30 gram.

	F.	C.
*TISANE D'ORGE ET DE CHIENDENT... 1re cat.		

Pr. Chiendent.................. 15 gram.
Réglisse.................. 10 gram.
Orge commune............ 5 gram.

Faites bouillir l'Orge et le Chiendent dans suffisante quantité d'eau pour obtenir 2 litres.

Ajoutez la Réglisse à la fin.

*TISANE PECTORALE............... 1re cat.

Pr. Espèces pectorales......... 10 gram.

Faites infuser dans eau bouillante 1 litre.

Passez et ajoutez :

Sucre ou miel............. 30 gram.

	F.	C.
TISANE PURGATIVE........................	»	40

Pr. Pruneaux purgatifs......... 60 gram.
Séné..................... 8 gram.
Miel commun.............. 30 gram.

Faites bouillir dans eau quantité suffisante pour obtenir 1 litre.

Passez.

	F.	C.
*TISANE DE RIZ.................... 1re cat.		
Pr. Riz mondé et lavé........... 10 gram.		
Faites bouillir dans eau quantité suffisante pour obtenir 1 litre.		
Passez et ajoutez :		
Sucre..................... 30 gram.		
* TISANE DE RIZ ET PAVOTS....... 1re cat.		
Ajoutez à la décoction de Riz : Capsules de Pavots, 8 grammes.		
*TISANE SUDORIFIQUE.......................	»	50
Pr. Râpure de Gayac.......... 30 gram. Sassafras coupé............ 8 gram. Anis vert.................. 4 gram.		
Faites bouillir le Gayac dans eau quantité suffisante pour obtenir 1 litre.		
Versez la décoction bouillante sur le Sassafras et l'Anis vert.		
Laissez infuser, passez et ajoutez :		
Sucre..................... 30 gram.		

	F.	C.
TISANE CONTRE LE TOENIA................	»	60

Pr. Ecorce sèche de racine de grenadier................ 125 gram.

Faites bouillir, dans un litre et demi d'eau, jusqu'à réduction d'un tiers, et passez.

Trois verres par jour.

V.

		F.	C.
VALÉRIANE (racine)...............	2e cat.		
— (extrait)...............	1re cat.		
— (teinture)...............	1re cat.		
VÉSICATOIRE (emplâtre)...........	1re cat.		
VINS.. 1re *Catégorie.*	*Les 30 gram*....	»	10
	Le litre.......	1	»
VINS.. 2e *Catégorie.*	*Les 30 gram*....	»	20
	Le litre.......	2	50
VIN AROMATIQUE..................	1re cat.		
VIN DIURÉTIQUE ET PURGATIF........	1re cat.		

Pr. Jalap concassé........ } aa. 8 gram.
Scille................ }
Nitrate de Potasse......... 15 gram.

Faites macérer, pendant 24 heures, dans vin blanc, 1 litre.

Dose: 30 à 120 grammes par jour, en 3 fois.

	F.	C.
Vin fébrifuge a la gentiane ...... 1re cat.		
Pr. Racine de Gentiane........ 125 gram. Vin blanc................. 1 litre.		
Faites macérer selon l'art.		
Vin fébrifuge au quinquina .... 2e cat.		
Pr. Quinquina jaune concassé.... 60 gram. Alcool .... 30 gram.		
Laissez en contact 24 heures, puis ajoutez :		
Vin blanc................. 1 litre.		
Laissez macérer 8 jours et filtrez.		
Violettes (fleurs)............ 2e cat.		

Nantes, Imprimerie de Mme veuve C. Mellinet.

www.ingramcontent.com/pod-product-compliance
Ingram Content Group UK Ltd.
Pitfield, Milton Keynes, MK11 3LW, UK
UKHW020329250726
13967UKWH00004B/1938

9 782013 047326